$T_d^{\,S3}_{\ 142}$

PROBABILITÉ

PHYSIQUE

SUR LA CAUSE

DES CONTAGIONS PESTILENTIELLES.

PAR B. G. SAGE,

CHEVALIER DE L'ORDRE ROYAL DE SAINT-MICHEL,
DE L'ACADÉMIE ROYALE DES SCIENCES DE PARIS,
FONDATEUR ET DIRECTEUR
DE LA PREMIÈRE ÉCOLE DES MINES.

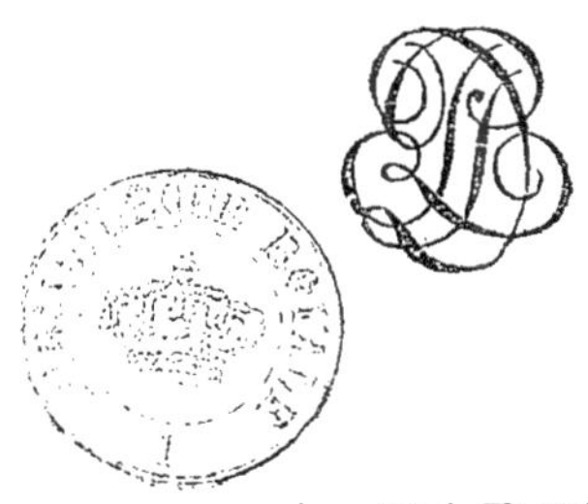

A PARIS,

DE L'IMPRIMERIE DE P. DIDOT, L'AÎNÉ,
CHEVALIER DE L'ORDRE ROYAL DE SAINT-MICHEL,
IMPRIMEUR DU ROI.

1822.

TABLE SYNOPTIQUE

Des divers objets traités dans cet opuscule.

PROBABILITÉ

PHYSIQUE

SUR LA CAUSE

DES CONTAGIONS PESTILENTIELLES.

C'EST aux émanations terrestres qu'on doit attribuer la cause des contagions pestilentielles : les faits que je vais rapporter indiquent que le gaz inflammable oléaginé (1) qui se dégage des marais en est la principale cause.

On désigne sous le nom de gaz inflammable un fluide élastique aériforme, phosphorescent, sans couleur, sans saveur, immiscible à l'eau. Lorsque ce gaz est pur, il est douze fois plus léger que l'air, et n'est pas propre à la respiration ; aussi fait-il périr les animaux qu'on tient dans son at-

---

(1) Cette matière oléagineuse est encore plus insalubre que celle qui fait partie du gaz neptunien.

mosphère. Il a en outre la propriété de dissoudre leurs muscles, et de les réduire en un fluide sanguinolent; ce que j'ai reconnu en introduisant une grenouille dans un flacon contenant environ deux pintes de gaz inflammable pur : au bout de quatre jours, sa peau et ses parties musculaires n'offraient plus qu'un fluide sanguinolent; les os qui composaient le squelette de la grenouille se trouvaient séparés, et nageant à la surface du fluide.

Ayant répété cette expérience en hiver, la dissolution de la grenouille ne commença à avoir lieu qu'au bout de huit jours.

L'émanation pestilentielle des marais Pontins est bien sensible sur les pêcheurs qui habitent leur voisinage : leur figure est livide et verdâtre; leurs jambes sont fort enflées et ulcérées; plusieurs sont attaqués d'hydropisie. C'est sur-tout dans les mois de septembre et octobre que les émanations des marais Pontins sont plus redoutables, dans Rome même, où elles procurent des fièvres.

Le gaz inflammable des marais est deux fois plus pesant que celui qui est pur : il brûle plus lentement et avec fuliginosité ; ce qu'on doit attribuer à la matière oléagineuse qui s'y trouve.

Le gaz inflammable de la vase est semblable à celui des marais ; il s'en dégage lorsqu'on l'a agitée.

Réaumur rapporte qu'à Bergerac un jeune homme, dans le dessein d'aller, dans une nuit d'été, à la recherche d'écrevisses, vêtu de sa seule chemise, se munissait d'une lanterne et de torches de paille ; il suivait le cours d'un ruisseau, et allumait un brandon de temps en temps afin de pouvoir découvrir le gîte des écrevisses. Le sol de ce ruisseau offrait de la vase dans sa partie déclive ; la pression qu'elle éprouva sous les pieds de ce jeune homme en dégagea du gaz qui s'enflamma au brandon allumé, et mit le feu à sa chemise, ce qui le brûla grièvement.

Pendant la nuit on voit quelquefois à la surface des marais des traînées de lumière dues à la phosphorescence du gaz inflammable qui s'échappe de ces marais. La phosphorescence propre à ce gaz a été nommée par le peuple feu follet.

Il se dégage du gaz inflammable de tous les corps organisés qui passent à la putréfaction ; il s'exhale et s'accumule dans l'atmosphère, où il constitue les bolides ou globes de feu météoriques, lesquels, après avoir brûlé, laissent après eux une fumée épaisse due à l'ustion de la matière oléagineuse qui fait partie de ce gaz, ce qui le rend insalubre.

Il paraît que dans tous les temps, dans tous les pays, la peste s'est manifestée avec les mêmes symptômes qui ont été décrits avec tant d'énergie par Lucrèce, à la fin du sixième livre de son poëme de la Nature. Lucrèce le finit en disant :

.... *Tacito mussabat medicina timore.*

Hippocrate reçut une couronne d'or des Athéniens pour avoir détruit et détourné la peste qui exerçoit ses ravages à Athènes,

en faisant brûler du bois, dont la fumée se
répandait dans l'atmosphère des pestiférés.:
alors l'acide acéteux lignique neutralise et
détruit les miasmes pestilentiels.

PROPRIÉTÉS DE L'ACIDE IGNIFÈRE, QUI FAIT PARTIE DE LA MANGANÈSE ; MOYEN DE L'OBTENIR PUR.

Ce n'est qu'en 1774 que Gahn (1), célèbre chimiste suédois, fit connaître qu'on
pouvait extraire de la manganèse un demi-
métal particulier, qui perdait à l'air son
éclat, et se divisait en une poussière brune
semblable à celle qu'offre le gur de manganèse, qui ne paraît dû qu'à la décomposition du régule natif de ce minéral.

Parmi les espèces de manganèse que j'ai

___

(1) J'ai fait connaître qu'on pouvait réduire à froid,
par la voie humide, la manganèse ; qu'il suffisait d'é-
tendre d'eau la dissolution de vitriol de ce minéral, et
d'y déposer un cylindre de phosphore, dont la surface
est noircie par la manganèse qui se réduit.

rassemblées, celle d'Ilerfeld est la plus pure : elle est grise, spéculaire, brillante, et offre de grands cristaux accollés en prismes tétraèdres striés, terminés par des pyramides à quatre pans. Ce minéral doit ces propriétés à un acide particulier, qui s'y trouve dans le rapport de dix livres par quintal. Lorsqu'on l'a fait exhaler par la torréfaction, la manganèse qui reste est noire. Si l'on distille sans intermède de la manganèse, l'acide qu'elle contient se modifie par l'action du feu, et prend le caractère d'air vital pur (1).

La manganèse étant parfondue avec du verre blanc, le colore en violet ou en noir, suivant la proportion de ce minéral qu'on y a introduit. C'est la manganèse qui colore en noir les porcelaines de Weivoude.

Si l'on distille de l'acide marin sur de la

____

(1) Nommé gaz déphlogistiqué par Priestley, air du feu par Schéele ; dénominations d'autant plus exactes que ce gaz est l'essence et l'aliment du feu : c'est l'oxigène des néologues.

manganèse, il s'en dégage une vapeur caustique suffocante qui procure une oppression de poitrine très douloureuse, suivie de crachements de sang.

L'expansion du gaz que produit l'acide de la manganèse, imprégné du phlogistique de l'acide marin, déterminé par l'action du feu, étant suffocante et délétère, j'ai procédé à froid à cette décomposition. Pour cet effet, j'ai introduit dans une cornue de verre, qui peut contenir une pinte et demie d'eau, une once de manganèse pulvérisée : je verse dessus trois onces d'acide marin fumant (1); j'adapte au col de la cornue un siphon recourbé, dont la longue tige verticale repose sur le fond d'un flacon à triple tubulure, dont deux opposées sont destinées à recevoir les tubes de communication ; la grande tubulure du milieu est le goulot du flacon.

---

(1) Indiquant vingt-cinq degrés à l'aréomètre, où l'acide nitreux fumant marque quarante-cinq degrés, et l'acide vitriolique soixante-cinq.

Trois flacons de la contenance de sept pintes, communiquant entre eux par des tubes, sont rangés sur la même ligne. Cet appareil, réuni par du lut gras, offre le premier flacon vide : je mets dans le second seize onces d'eau distillée, qui reçoit le gaz qui s'échappe du premier flacon ; l'eau dissout ce gaz, qui lui donne la propriété de détruire toutes les couleurs. L'eau qui est dans le troisième flacon ne se trouve pas acidulée.

Une demi-heure après que l'acide marin a été introduit sur la manganèse, le premier flacon se trouve rempli d'un gaz verdâtre (1), qui embrase et enflamme le régule d'antimoine pulvérisé qu'on projette dans son atmosphère. Si on y présente, dans une cuiller, de petits segments de phosphore, ils se fondent et s'enflamment aussitôt. Cette propriété m'a fait désigner

____

(1) Nommé *chlore* par les novateurs. Ce mot, dérivé du grec *chloros*, qui signifie couleur verte, n'indique pas que ce gaz est l'acide ignifère phlogistiqué.

ce gaz par l'épithète *ignifère*; mais une de ses propriétés la plus remarquable, c'est celle de brûler et de vaporiser l'or; ce que j'ai répété plusieurs fois en portant dans l'atmosphère de ce gaz des feuilles d'or de trois pouces et demi carrés, liées par un fil : aussitôt l'or est entouré d'une espèce de fumée, sa surface prend une teinte d'un rouge violacé; et une heure après il ne restait plus que le fil, dont l'extrémité avait une teinte violacée.

Ayant lavé ce flacon avec de l'eau distillée, elle prit une teinte jaunâtre; l'ayant fait évaporer dans une capsule de verre, elle laissa sur son fond un enduit d'un brun clair; l'ayant dissous dans de l'eau distillée, je mis dedans une lame d'étain, qui en dégagea l'or sous forme de précipité de Cassius.

Cette expérience m'ayant fait connaître que le gaz acide ignifère dissout l'or (1), et

____

(1) La platine, exposée dans la même atmosphère, n'y a pas éprouvé d'altération.

le met en expansion, j'estimai que l'or tenu long-temps en fusion pouvait être dissous partiellement par l'acide ignifère qui se dégage lors de la combustion du charbon, et que cet or devait se trouver dans la suie des cheminées où l'on fond ce métal. Je priai M. de Lépine, directeur de la Monnaie de Paris, de me procurer de cette suie, qui me produisit par quintal un bouton composé de parties égales d'or et d'argent, qui représentaient quatre onces de chacun de ces métaux.

Le gaz ignifère aqueux ayant été saturé d'alcali fixe du tartre déliquescenté, a produit, par l'évaporation, du tartre manganésé blanc, qui ne fuse pas sur les charbons ardents, et ne manifeste pas un atome d'acide marin. Ce tartre manganésé imprime sur la langue une saveur vive, piquante, particulière. Si l'on pose sur ce sel une goutte d'acide vitriolique concentré, il s'en dégage du gaz acide ignifère vireux, qui affecte à-la-fois l'odorat et les poumons.

Dans le dessein de combiner immédia-

tement le gaz acide ignifère de la manganèse avec l'alcali fixe, j'ai mis dans le
premier flacon deux onces d'eau distillée,
et un gros d'alcali fixe du tartre déliquescenté : le tube qui déférait le gaz plongeait
dans cette lessive, à la surface de laquelle
s'élevaient des bulles du diamètre de près
d'un pouce.

On ne remarquait pas sensiblement de
couleur verte dans l'espace vide de ce grand
récipient. Cette lessive évaporée a produit
trente-six grains de tartre manganésé (1).

M. Berthollet a employé avec succès,
pour le blanchîment des fils et des cotons,
l'eau imprégnée d'acide ignifère mêlé d'a-
cide marin (2). Pour obtenir ce gaz mixte,
on distille un mélange de dix parties de
manganèse, de vingt-sept parties de sel
marin, et de vingt parties d'acide vitrio-

____

(1) J'ai cru devoir désigner sous ce nom le gaz acide
ignifère saturé d'alcali fixe du tartre.

(2) On emploie aujourd'hui dans les hôpitaux, en
fumigation, ce gaz mixte pour neutraliser les miasmes
pestilentiels.

lique. Ce gaz est reçu dans de l'eau : si on le sature de potasse, on obtient ce que les novateurs ont nommé *muriate de potasse suroxigéné*. Ce sel fuse sur les charbons ardents avec plus d'activité que le salpêtre, et détonne par la seule pression ; sa saveur est nauséabonde ; mêlé avec un tiers de son poids de soufre, il détonne et fulmine d'une manière terrible par la trituration (1), de sorte qu'il ne peut pas être employé pour faire de la poudre à canon.

L'acide ignifère, partie intégrante de la manganèse, s'en exhale par l'attraction, comme le prouve la pile sèche électrifère du célèbre Deluc, appareil connu sous le nom d'électroscope, lequel sert aussi à indiquer les grandes convulsions de la nature, telles que les volcans et les tremblements de terre.

Il paraît que, durant ces catastrophes,

---

(1) Dans la tentative qui en fut faite dans la poudrière d'Essone, l'explosion qui eut lieu occasiona la mort de M. Le Tort, régisseur des poudres.

la nature soutire de l'électricité de tous les corps qui peuvent en produire, puisque, dans ces circonstances, l'aiguille oscillatrice du météoroscope cesse de se mouvoir.

La physique sera redevable à M. Le Baillif, mon digne ami, d'observations météoriques, qui lui ont été confirmées par l'effet de ces piles sèches et les relations insérées dans les journaux.

Le météoroscope rectifié par M. Le Baillif fonctionne depuis plus de six années : il l'a composé de deux piles sèches de trois pouces et demi de hauteur, formées par l'apposition de quatre cents disques de papier étamé, du diamètre de dix lignes, dont le côté blanc a été noirci par de la manganèse très divisée et très pure.

L'aiguille oscillatrice, qui ne pèse que sept grains, est posée horizontalement sur un pivot.

Ce balancier cesse d'osciller lors des tremblements de terre qui ont lieu dans les contrées même très éloignées.

L'électricité des piles sèches se compose

de l'acide ignifère qui s'exhale de la manganèse par l'attraction du phlogistique de l'étain ou de l'or dont les disques de papier sont couverts.

D'après six années d'observations de ces météoroscopes, M. Le Baillif conclut qu'ils ne sont pas propres à indiquer les vents, les tempêtes, ni les orages, mais les tremblements de terre, qui sont annoncés par les piles sèches, quoiqu'ils aient lieu à quinze cents et deux mille lieues de Paris.

Son balancier devient alors stationnaire quinze ou vingt-quatre heures avant ces convulsions de la nature.

Puissent les savants qui liront les observations de M. Le Baillif s'occuper, de leur côté, à en faire de nouvelles! Pour moi, je les regarde comme une conquête faite sur la nature.

L'acide de la manganèse, se modifiant en air vital par la seule action du feu, prouve que l'acide ignifère est une des parties constituantes de l'air.

Lorsqu'on veut obtenir une grande quantité de gaz déphlogistiqué, il faut suivre le procédé indiqué par Antoine Pelletier, qui a retiré vingt-six pintes d'air vital pur en distillant six onces de manganèse avec quatre onces d'acide vitriolique.

La chaux grise de plomb, devenue rouge par la réverbération du feu, se trouve augmentée de cinq livres par quintal ; accrétion due à l'acide ignifère qui s'y est combiné. Aussi ce minium, soumis à la distillation, produit-il de l'air vital pur, qui résulte de la modification de l'acide ignifère par le concours du feu. Le résidu de cette distillation est jaune, et connu sous le nom de massicot.

Lors de la calcination de la pierre calcaire, l'eau et l'acide qui en étaient principes en sont dégagés par l'action du feu, dont l'acide ignifère, qui se combine avec la terre alcaline, forme la chaux vive, qui est soluble dans l'eau.

Si cette chaux est éteinte par immersion, en la tenant plongée dans l'eau avec la main, jusqu'à ce qu'il ne se fasse plus de bruissement, on n'éprouve pas de chaleur. Ce morceau étant pesé immédiatement, on trouve qu'il a absorbé le quart de son poids d'eau ; exposé à l'air, il se gerce, éclate avec bruit ; les vapeurs qui s'en dégagent font monter le thermomètre de Réaumur à soixante degrés. Ce même thermomètre, posé dans le centre de ce morceau de chaux qui fuse, indique cent quinze degrés de chaleur ; ce qui représente trente-cinq degrés de plus que celle de l'eau bouillante. Cet excès de calorique résulte de l'union de l'acide ignifère avec l'eau.

Antoine Pelletier ayant versé sur un morceau de chaux du poids de quatre livres une petite quantité d'eau, cette chaux s'est divisée avec éclat ; remuée avec un tube de verre, elle paraissait couverte de feu ; fait qui avait été connu de Pline, qui dit : *Mirumque aliquid, postquàm ardescit, accendi aquis.*

Parmi les substances métalliques, la manganèse et le zinc sont les seules dont il s'exhale de l'acide ignifère propre à produire de l'électricité, comme le prouve l'électroscope et le voltaïsme, en se combinant par attraction avec le phlogistique de divers métaux.

On doit à M. Courtois une expérience qui fait connaître qu'on peut obtenir de l'acide ignifère concret de l'eau-mère de la soude de varec, production marine que les botanistes avaient rangée parmi les cryptogames (1), sous le nom de *fucus*. Mais j'ai fait connaître que le varec était un madrépore flexible, qu'on réduit à l'état cartilagineux jaunâtre après avoir enlevé la partie calcaire à l'aide de l'acide nitreux affaibli. Ce réseau cartilagineux jaunâtre constitue plus de la moitié du varec, dont les anciens ont su tirer une belle couleur pourpre ; ce qui, au rapport de Pline, était en usage en Crète.

L'acide ignifère concret du varec dis-

____

(1) Parceque l'examen des fucus ne leur offrait pas de parties sexuelles.

sous dans l'alcohol lui procuré une belle couleur rouge, qui devient jaune jonquille lorsqu'on l'étend de parties égales d'eau. Cet acide ignifère concret se vaporise à l'air; s'il est mis sous une cloche posée dans une capsule où il y ait de l'eau, il la colore en jaune.

L'acide ignifère concret du varec a la propriété d'enflammer le phosphore comme le gaz ignifère. Pour s'en assurer, il suffit de mettre sur de petits segments de phosphore quelques grains d'acide ignifère concret.

Si on expose l'acide ignifère concret à une chaleur équivalente à trente ou quarante degrés, il s'exhale en vapeurs ou gaz violet; ce qui l'a fait nommer iode, mot grec qui signifie violet. L'odeur de ce gaz est vireuse, comme celle du gaz ignifère de couleur verte.

L'iode, qui s'exhale en vapeur à l'aide du feu, perd sa couleur violette en refroidissant; il tapisse les parois de la cloche de petits cristaux gris parallélipipèdes, dont la couleur est semblable à celle du plomb.

Les Crétois, au rapport de Pline, ont su extraire des fucus une couleur pourpre dont ils se servaient pour teindre leurs étoffes de laine.

Les murex ont fourni aux anciens une liqueur qui leur servait pour teindre en pourpre; peut-être doit-elle être attribuée au fucus dont se nourrissent ces mollusques.

La couleur rouge des excréments de la baleine me paraît pouvoir être attribuée à la même cause.

Ce que je viens de citer fait connaître que l'acide ignifère peut être extrait de l'eau-mère de la soude de varec, qui est due à un polypier flexible.

En rapprochant toutes les substances dont l'acide ignifère est un des principes, on peut le considérer comme élément primitif : en effet, il est l'essence des gaz qui constituent l'air, que la pression réduit en électricité, qui est pyrophorique.

La foudre n'est elle-même que l'acide

ignifère concret, qui donne naissance au feu lorsqu'il a le contact du bois, qui lui fournit du phlogistique. Si la foudre tombe dans l'eau, l'acide ignifère concret qui la constitue s'y dissout.

L'acide ignifère, une des parties consti-tuantes des végétaux, développe ses pro-priétés incendiaires lorsqu'ils sont rassem-blés en tas, et lorsqu'ils sont encore un peu humides; les meules de foin mal fané en offrent un exemple, ainsi que les gerbes de blé moissonné dans un temps humide. L'inflammation des feuilles de nicotiane a aussi lieu lorsqu'on les a entassées pour en obtenir la fermentation qui les réduit en tabac.

La chaleur qui s'excite dans les pailles réduites en litière, ou dans les amas de feuilles desséchées dont on forme des cou-ches dans le dessein d'obtenir des produc-tions végétales hâtives, a lieu lorsque l'eau des arrosages a déterminé la sève des feuilles ou des pailles de ces couches à passer à la fermentation acide.

Ces végétaux prennent alors une couleur brune, perdent leur forme, et constituent le terreau.

Le charbon de bois recèle de l'acide ignifère, qui le rend antiseptique, et lui donne la propriété de détruire les couleurs des fluides qu'on filtre à travers ce charbon pulvérisé.

Si l'éther vitriolique est inaltérable par les acides, c'est que celui que j'ai désigné sous l'épithète d'*ignifère* en est l'essence : aussi l'éther a-t-il la propriété de s'emparer de l'or dissous dans l'eau régale.

L'éther réduit en vapeurs jouissant des propriétés de l'air inflammable, ce gaz paraît être congénère de l'éther.

L'acide ignifère est aussi la cause immédiate de l'inflammation simultanée du soufre et du fer, qui donne naissance aux fumeroles. Dans ce cas, l'acide vitriolique du soufre dégage le gaz inflammable du fer; ignition à laquelle concourt l'électricité atmosphérique.

Toutes ces données étant admises, on

pourrait employer, pour désigner les propriétés de l'acide ignifère, ces vers d'Ovide:

Ignis ubique latet, naturam amplectitur omnem ;
Cuncta parit, renovat, dividit, urit, alit.

On peut ajouter à ces faits que l'acide
marin, ainsi que l'acide nitreux, sont des
modifications de l'acide ignifère, essence
des gaz qui composent l'air. Cet acide, mo-
difié par le gaz alcalin neptunien, passe à
l'état d'acide marin, qui se neutralise en se
combinant avec le natron, résidu de la décomposition du gaz alcalin.

L'acide nitreux résulte de la modification qu'éprouve l'acide ignifère aérien par
le concours de l'odeur qui se dégage des
corps organisés qui commencent à entrer
en décomposition.

EFFET TERRIBLE DU VENIN DU SERPENT A SONNETTES.

Thomas Soper, ayant irrité un serpent
à sonnettes, en fut mordu à la deuxième

phalange du pouce et à l'index de la main droite ; son bras et sa main gonflèrent, et lui firent éprouver de vives douleurs : il se rendit à l'hôpital Saint-Georges de Londres ; il éprouvait des maux de cœur, et tombait en défaillance de quart d'heure en quart d'heure ; sa hanche se gonfla, la peau se couvrit de taches brunâtres : on remarqua sous son aisselle des phlyctènes, et une tache rouge de la grandeur d'un écu. Au bout de quatre jours il s'en détacha une escarre ; son bras était livide et verdâtre.

Le neuvième jour un abcès se manifesta vers le coude ; il s'ouvrit, et il en sortit environ une chopine d'un fluide brun rougeâtre.

Le douzième jour un ulcère se manifesta au pourtour de l'abcès, et s'étendit de plus de deux pouces ; la gangrène se développa vers l'aisselle, et s'étendit le long du bras.

Le quinzième jour la deuxième phalange de l'index se détacha, et le malade mourut quelques heures après.

Ce jeune Anglais aurait échappé à la

mort, si on eût mis sur ses morsures des compresses d'alcali volatil fluor, et si on lui en eût fait prendre intérieurement dans de l'eau. J'ai cité dans le troisième tome de mes *Institutions de physique* un fait péremptoire qui confirme ce que j'avance.

ITÉRATIVE RÉCLAMATION (1).

On est émérite après vingt années de professorat; on sait que j'en compte soixante, ce qui me constitue trois fois émérite.

J'ai obtenu de Louis XVI, en 1783, la fondation d'un établissement utile (qui manquait à la France), une école des mines, et douze élèves salariés.

J'ai vendu ma métairie et ma bibliothèque pour remplir les engagements que

---

(1) J'ai adressé depuis douze années ces mêmes réclamations aux différents ministres et à ceux à qui est départi le pouvoir; je n'en ai reçu aucune réponse, quoique je n'en eusse appelé qu'à leur équité.

j'avais contractés pour former et embellir le musée des mines à la Monnaie, qui est regardé comme un monument.

Ces sacrifices, dont je m'honore, ont dirigé contre moi la malveillance la plus atroce, puisqu'on m'a dépouillé de toute ma fortune, ce qui me fait éprouver des besoins réels : aussi ai-je inséré dans l'ouvrage que j'ai publié sous le titre d'*Élucubrations* le tableau chronologique de la spoliation de ma fortune et la liste des personnages qui l'ont opérée.

En 1790, M. Le Brun, duc de Plaisance, étant alors président du comité des finances de l'assemblée constituante, détermina cet aréopage à lancer un décret par lequel il m'était enjoint de déposer mon cabinet de minéralogie et mon école au Jardin des plantes. Il fut décrété en même temps que je ne jouirais plus du traitement de deux mille francs, ce qui m'a fait tort de soixante-deux mille francs.

En 1793, trois de mes élèves, zélés patriotes, furent créés agents des mines par le comité de mortalité publique. Alors un mandat d'arrêt fut lancé contre moi : je fus précipité et détenu dans un cachot infect, où j'ai commencé à perdre la vue. On me dépouilla en même temps de ma place de commissaire pour les essais des mines, dont le traitement était de six mille francs.

En 1797, le directoire exécutif, indigné de la manière dont j'avais été opprimé, me restitua six mille francs de traitement, qui m'a été supprimé par le ministre Chaptal.

En 1810, ayant exposé à M. de Montalivet que, dépouillé de ma fortune, je n'avais pas le moyen de subvenir à l'impression de mes *Institutions de physique et de minéralogie*, je le priai de m'aider de six mille francs sur les fonds destinés aux encouragements : ils me furent accordés par une lettre ministérielle, dans laquelle M. de Laumond, directeur des mines, m'annonçait *gracieusement* qu'il remplirait les vœux du ministre ; mais il n'en fit rien, et fit hommage à Bonaparte des huit cent quarante mille francs des redevances des mines.

M. de Laumond a en outre commis une injustice criante envers moi, en ne me portant pas sur l'état de la nouvelle organisation du corps des mines.

Il paraît que M. Becquey, son successeur, n'est pas mieux disposé en ma faveur; car il n'a pas daigné venir voir mon établissement, quoique je l'en aie prié vingt fois depuis quatre années. Ayant adressé à ce conseiller d'état le moyen de compenser les torts que j'ai éprouvés pendant et depuis la révolution, il n'en a tenu aucun compte.

En 1815, M. de Vaublanc me manda, dans une lettre qu'il me fit l'honneur de m'écrire, qu'il m'annonçait avec regret que je ne jouirais pas du traitement de trois mille francs qui m'avait été accordé pour m'aider à compléter le musée des mines.

En 1782, sous le ministère de M. d'Ormesson, je cédai à l'état une partie de mon cabinet, moyennant cinq mille francs de rentes viagères, qui furent réduites au tiers en 1796.

On voit par ce tableau que je suis privé de vingt-quatre mille francs de rente, en quoi consistait ma fortune.

Je me trouve heureux d'avoir su tromper les peines de la vie par un travail continu, qui me procure des découvertes utiles que je publie successivement, parcequ'étant plus qu'octogénaire, la carrière que j'ai à parcourir ne peut être que très courte.

FIN.